Lobstein

ESSAI

D'UNE

NOUVELLE THÉORIE DES MALADIES,

FONDÉE

SUR LES ANOMALIES DE L'INNERVATION.

ESSAI

D'UNE NOUVELLE THÉORIE

DES

MALADIES,

FONDÉE SUR LES ANOMALIES DE L'INNERVATION;

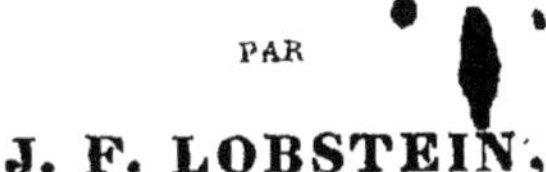

PAR

J. F. LOBSTEIN,

Professeur à la Faculté de médecine de Strasbourg,
Membre de la Légion d'honneur, etc.

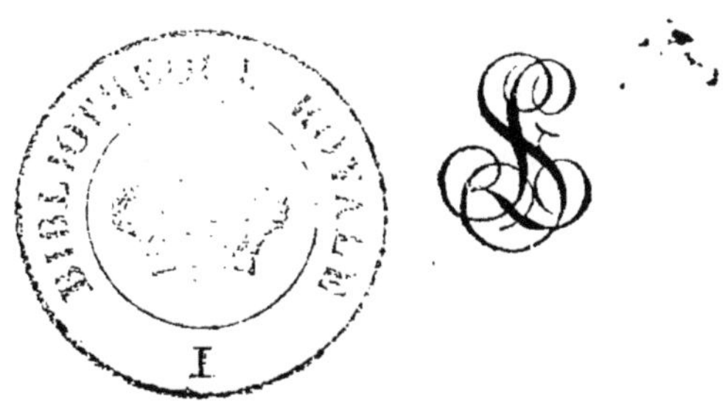

PARIS,

Chez F. G. LEVRAULT, rue de la Harpe, n.° 81;

STRASBOURG,

Même Maison, rue des Juifs, n.° 33.

1835.

STRASBOURG, IMPRIMERIE DE F. G. LEVRAULT,
RUE DES JUIFS, N.° 33.

AVERTISSEMENT.

Cet Essai peut être considéré comme le prodrome d'un ouvrage sur la *pathogénie*, dont je m'occupe depuis long-temps. En attendant sa publication, j'expose ici quelques idées fondamentales sur cette partie intéressante de la doctrine médicale. Ces idées se lient étroitement aux deux branches de l'enseignement qui me sont confiées, la *clinique médicale* et l'*anatomie pathologique*, et surtout à cette dernière. J'aurais donc pu les développer dans mon Traité d'anatomie pathologique, dont le troisième volume contiendra, entre autres objets, l'histoire des maladies organiques du système nerveux; mais peut-être des vues purement théoriques auraient-elles paru déplacées dans un ouvrage essentiellement descriptif. Par ce motif, j'ai cru devoir les en détacher.

ESSAI
D'UNE NOUVELLE THÉORIE
DES
MALADIES,
FONDÉE SUR LES ANOMALIES DE L'INNERVATION.

§. 1. Il existe dans le corps vivant une puissance qui avertit l'organisme des dangers dont le menacent les agens morbifiques, et donne le signal de la lutte qui se prépare.

Quelquefois, il est vrai, l'organisme, attaqué brusquement et pris pour ainsi dire au dépourvu, succombe sans avoir résisté; c'est ce qui a lieu dans les maladies qui tuent d'une manière foudroyante; mais dans la plupart des cas la lutte s'établit, tantôt énergique et rapide, tantôt sourde et prolongée.

§. 2. La puissance dont je parle est la force nerveuse, dont le foyer, les réservoirs et les conducteurs, sont la pulpe de l'encéphale, du rachis, des nerfs et des ganglions.

Cependant ce n'est pas encore dans cette pulpe elle-même que réside cette force; son véhicule immédiat paraît être une substance subtile analogue aux principes impondérables de la nature, susceptible comme eux de se répandre au dehors de ses conducteurs, de s'insinuer non-seulement dans les interstices des solides, mais aussi entre les molécules des fluides, et d'ébranler les uns et les autres.[1]

§. 3. Toutes les fois que l'action nerveuse s'exerce, cette substance doit être conçue en mouvement.

Ce mouvement lui-même est de deux sortes.

§. 4. Le premier, prompt, instantané et véritablement *impulsif*, suit une direction rayonnée, soit du centre à la circonférence, soit de la circonférence au centre : il a lieu pendant l'exercice de la volonté et pendant la transmission des impressions reçues, et se manifeste dans certaines circonstances par des phénomènes de dilatation, de développement, d'expansion dans les solides et dans les fluides ; phénomènes qui constituent, si je puis m'exprimer ainsi, la forme matérielle de cette puissance que les Grecs ont appelée *enormon*.

§. 5. Le second, pour ainsi dire inaperçu, a lieu par effluve continuel, par émanation permanente, soit aux extrémités, soit à la périphérie des filets nerveux ; par conséquent sans effort, sans choc et sans impulsion : il préside au travail paisible de la nutrition, des sécrétions et de tous les actes de la vie végétative.

§. 6. Néanmoins, dans un grand nombre de circonstances, ce dernier mouvement devient tout-à-fait sem-

---

1 Dans un discours sur la prééminence du système nerveux, publié en 1824, j'ai tâché de réunir les faits qui, à mes yeux, rendent très-vraisemblable l'hypothèse d'un principe impondérable émané des nerfs ; hypothèse admise aujourd'hui par les plus célèbres physiologistes.

blable au premier, c'est-à-dire qu'il est rapide et tumultueux. Alors les actes auxquels il préside s'exécutent rapidement, mais avec désordre, et, au lieu de rester cachés et inaperçus, ils se manifestent par des phénomènes particuliers, suivant la nature et la qualité de l'organe dans lequel ils ont lieu.

§. 7. Telle est cette force dont l'exercice appelé *innervation* se retrouve dans tous les phénomènes organiques, et qui, bien qu'elle ne constitue pas la vie, se montre dans toutes ses opérations, depuis le mouvement d'expansion observable dans les tissus simples, jusqu'au travail compliqué par lequel se nourrissent, s'entretiennent et s'accroissent les organes.

§. 8. Ainsi placée au premier rang de l'organisation, cette force exerce son empire sur toutes les fonctions de l'économie animale. Toutes les parties, tant solides que fluides, tant dures que molles, subissent son influence. Les plus susceptibles de l'éprouver devant être celles qui, par la faible cohésion de leurs molécules, lui opposent le moins de résistance, il s'ensuit que les humeurs lui sont le plus immédiatement soumises. Viennent ensuite les parties qui tiennent le milieu entre les humeurs et les parties molles; puis ces parties elles-mêmes, et enfin les parties compactes et dures; en sorte qu'on pourrait, sous le rapport de la capacité pour l'agent nerveux et pour les phénomènes de l'innervation en général, dresser l'échelle décroissante suivante.

1. Les humeurs, et dans l'ordre de leur innervation:

   a. Le sang;

   b. Le sperme;

   c. Les liquides de l'appareil digestif: la salive, le suc gastrique, la bile;

d. Le lait;

e. La matière de la transpiration, soit cutanée, soit pulmonaire.

2. Les solides :

a. La pulpe nerveuse;

b. Le système muqueux;

c. Le tissu cellulaire et les membranes séreuses;

d. Les muscles;

e. Le tissu osseux;

f. Les tissus fibreux et cartilagineux.

Jetons un coup d'œil sur le degré d'innervation dont ces diverses parties sont susceptibles.

§. 9. Commençant par les humeurs, je vois d'abord que le sang est dans la liaison la plus intime avec l'innervation, sous le double rapport de sa quantité (s'il m'est permis d'employer cette expression) et de sa qualité. Ainsi le volume de sang paraît instantanément augmenter sous certaines influences morales, telles que la joie, la colère, la fureur. Pénétré, suivant MM. Prévost et Dumas[1], d'une force répulsive qui tient les corpuscules sanguins isolés les uns des autres, il occupe pour ainsi dire plus d'espace; il distend les tissus spongieux, en y produisant les phénomènes de la turgescence; il envahit les organes internes, et y occasionne un sentiment de plénitude, de poids et de tension; symptômes qui paraissent et disparaissent trop vite pour qu'on puisse les attribuer aux lois ordinaires de la révulsion et de la dérivation.

§. 10. D'un autre côté, l'innervation fait subir au sang des changemens manifestes dans ses qualités et sa com-

1 Biblioth. univers., sciences et arts, t. 17, 1821, p. 294.

position. Lorsqu'elle est exaltée, par exemple dans l'inflammation, ce fluide s'enrichit de fibrine et d'albumine, et devient plus concrescible et plus organisable[1]. L'innervation est-elle diminuée, comme dans le scorbut, le sang est plus liquide et plus dissous ; est-elle pervertie, comme dans le typhus, le sang est tellement altéré, que, s'il est appliqué aux organes des animaux, il leur donne des maladies graves et même la mort. Or, ces altérations sont également si promptes, qu'il répugne de les attribuer à une anomalie dans le travail nutritif.

§. 11. Quoique nous n'ayons pas sur les rapports du sperme avec l'innervation des données aussi positives, il n'est guère permis de douter que ce fluide n'en subisse l'influence et que ses qualités vivifiantes n'éprouvent des changemens notables, suivant que cette innervation est plus ou moins énergique. On conçoit très-bien que l'humeur séminale affaiblie féconde moins bien le germe sécrété dans l'ovaire, qu'elle imprime un moindre degré d'énergie à tous les mouvemens qui doivent le développer, et notamment à l'acte nutritif. C'est peut-être

---

1 Voici ce que dit à ce sujet LAENNEC (Auscult. médiate, t. 3, p. 211, 3.e édit.) : « On peut admettre que le sang lui-même, à « raison de sa composition et de l'influence de l'*innervation sur lui*, « joue un rôle actif dans l'inflammation ; qu'il est, comme le vou- « laient les anciens pathologistes, susceptible d'inflammation. Je « suis loin de rejeter cette manière de voir, quelque ancienne et « abandonnée qu'elle soit aujourd'hui ; il ne serait pas difficile de « prouver qu'elle se lie beaucoup mieux que les théories les plus « récentes à beaucoup de faits incontestables. » Et à l'occasion de la vie du sang, il dit plus loin (p. 213) : « Les concrétions poly- « peuses formées avant la mort ont évidemment la vie en elles, « aussi bien que le sang lui-même, et la conservent même quelque « temps après l'extravasation. »

de cette manière qu'on peut s'expliquer la faiblesse héréditaire des organes, les cachexies congénitales, scrofuleuse, rachitique, etc.

§. 12. L'état des humeurs qui coopèrent à la digestion étant plus susceptible d'être apprécié, nous pouvons y signaler des changemens qui correspondent évidemment aux différens degrés d'innervation. Il suffit d'indiquer la salive chez l'homme ou chez les animaux en colère, et celle des hydrophobes, pour mettre hors de contestation la puissante influence des nerfs sur l'état pathologique de cette humeur.

§. 13. Qui oserait soutenir que d'autres liquides de l'appareil digestif n'éprouvent pas la même influence, quand on se rappelle que les impressions morales corrompent le suc gastrique au point de lui donner des qualités presque corrosives; que la bile contracte une acidité telle qu'elle fait effervescence avec les alcalis? Qui sait si le suc pancréatique, sur les altérations duquel nous n'avons aucunes données, n'en offre pas néanmoins de très-prononcées, analogues à celles de la salive, dont il partage la nature et la composition?

§. 14. Nommer le lait et ses perversions subites par l'effet des passions, c'est rappeler une vérité triviale. Nous n'aurons donc pas besoin d'y insister.

§. 15. Si l'innervation exerce une influence incontestable sur les fluides sécrétés par des organes d'une structure compliquée, à plus forte raison cette influence sera-t-elle prompte et énergique sur les humeurs qui s'échappent directement du sang. Ainsi la matière des transpirations pulmonaire et cutanée doit pour ainsi dire être imprégnée de l'agent nerveux qui s'exhale avec les humeurs perspiratoires, auxquelles il adhère d'autant plus intimement que l'innervation a été plus exaltée. Cette vue me conduit au mode de transmission des maladies d'un individu à un autre, en d'autres termes, à la contagion, dont il est nécessaire de dire ici quelques mots.

§. 16. Je pose en principe que toute évaporation active du corps vivant, qu'elle soit infectante ou non, s'exerce sous l'influence de l'innervation. Or, comme je l'ai dit, cette innervation est de deux sortes : l'une qui a lieu par *impulsion* et l'autre par *émanation* (§§. 4 et 5). La première appartient essentiellement au système cérébro-spinal : elle agit avec énergie ; et, conformément à tout ce qui se fait dans cette partie du système nerveux, elle va pour ainsi dire droit à son but, et frappe directement les objets qui sont à sa portée. D'où il suit que les maladies contagieuses dont cette partie du système nerveux est le théâtre, sont plus transmissibles, et que leur communication réussit mieux sur les individus disposés à la recevoir. Ainsi, la peste, le typhus, la fièvre jaune, la variole, la scarlatine, la rougeole, le catarrhe, la coqueluche, la gale, la syphilis, l'hydrophobie, sont plus contagieuses que d'autres maladies que nous allons nommer, soit parce que leur siége est ou dans le système cérébral, ou dans un appareil cérébro-splanchnique, ou dans une de leurs dépendances ; soit parce que ces appareils ou ces dépendances sont affectés d'une manière très-prononcée.

§. 17. La seconde espèce d'innervation, ai-je dit aussi, est lente ; son siége est le système nerveux ganglionaire et les viscères qui en dépendent. Ici point d'impulsion, mais une faible évaporation. Dès-lors les maladies qu'on attribue à ce système sont moins transmissibles ; leur qualité contagieuse est plus obscure et pour ainsi dire plus douteuse et plus contestable : c'est ce qui a lieu pour la miliaire, la dysenterie et le choléra asiatique.

Quant à la contagion en elle-même et aux maladies qui se propagent par elle, voici ma pensée.

§. 18. J'admets deux sortes de principes contagieux, différens selon la source d'où ils émanent. J'appelle les uns *atmosphériques* et les autres *somatiques*. Les premiers, comme leur nom l'indique, formés, préparés et conduits par l'atmosphère, s'introduisent dans le corps par diverses voies, malgré la résistance que leur oppose la force nerveuse dont j'ai parlé au commencement de ce mémoire. Or, la plupart de ces principes, connus sous le nom de *miasmes*, se comportent comme les substances impondérables, par conséquent comme l'agent nerveux lui-même. Il y a vraisemblablement entre eux et cet agent une certaine affinité qui favorise leur mélange. Le principe miasmatique, innervé lui-même par ce mélange, acquiert un surcroît de force, contre lequel l'organisme a plus de peine à se défendre. Si, par exemple, le système nerveux cérébro-spinal ou cérébro-splanchnique (qui comprend le poumon et l'estomac) s'est laissé surprendre par le principe morbifique, si c'est par lui qu'il a pénétré dans le corps, c'est le système ganglionaire qui soutient la lutte, et l'antagonisme qui existe naturellement entre ces deux systèmes nerveux est porté au plus haut degré; le jeu de tous les viscères est interverti, et la confusion est si grande que l'œil le plus pénétrant parvient à peine à démêler l'essence de la maladie et le véritable lieu du combat.

§. 19. Les seconds principes contagieux, que j'ai appelés *somatiques*, par la raison qu'ils sont formés et sécrétés par le corps lui-même, tels que le psorique et le syphilitique, n'ont point les caractères fugaces des premiers. Lents et fixes, ils ne se transportent point avec la vîtesse de l'éclair d'un appareil organique à l'autre, ils n'affectent point les systèmes nerveux et les foyers de la vie en les pénétrant à la manière d'une vapeur subtile; ils ne produisent point de trouble et de réaction extraordinaire dans un organisme auquel ils doivent leur origine et avec lequel, pour me servir d'une idée triviale, ils sont sur un pied familier. C'est pour cette raison aussi qu'ils ne deviennent point épidémiques. Cependant ces principes, enveloppés du véhicule qui les contient, doivent être innervés eux-mêmes, afin de se transmettre; et il est à présumer que plus cette innervation est parfaite, plus leur transmission est facile : d'où il suit que la contagion ne dépend pas uniquement de la disposition de l'individu à recevoir le virus, mais aussi du degré de force, j'aurais presque dit de la vitalité de ce dernier.

§. 20. Les principes contagieux atmosphériques une fois reçus dans l'organisme, y sont pour ainsi dire élaborés de telle sorte qu'ils deviennent somatiques eux-mêmes, qu'ils peuvent se reproduire et se transmettre, sans être pompés de nouveau dans l'air. C'est ainsi qu'une fois introduits dans l'économie animale, se propagent les principes de la variole, de la rougeole, de la scarlatine, etc.

§. 21. Il y a donc quatre points à considérer dans la question de la contagion : le principe infectant, son origine, son mode de propagation, ses effets.

1.° Le principe infectant est fixe ou diffusible. 2.° Il est atmosphérique, somatique ou mixte (atmosphérico-somatique), c'est-à-dire qu'après avoir été atmosphérique, il est devenu somatique, et réciproquement. 3.° Sa transmission se fait par l'atmosphère, ou par des émanations somatiques, ou par les deux voies en même temps; et, suivant que le miasme part de la sphère nerveuse cérébro-spinale ou de la sphère nerveuse ganglionaire, la contagion est dans le premier cas flagrante, impulsive et certaine, et dans le second, lente, obscure et incertaine. 4.° Enfin, le miasme peut produire trois sortes de maladies, dont les deux premières sont en même temps épidémiques, savoir : *a.* maladies atmosphérico-somatiques, où l'atmosphère infecte le corps; *b.* maladies somato-atmosphériques, où le corps infecte l'atmosphère; *c.* maladies somato-somatiques, où le corps infecte le corps et jamais l'atmosphère.

Telles sont mes idées sur l'innervation des humeurs.

§. 22. J'arrive à la pulpe nerveuse; substance qui tient le milieu entre les fluides et les solides. Il semblerait d'abord superflu de parler de son innervation; mais il est utile d'indiquer ses rapports d'une part avec les organes et d'une autre part avec les impondérables de la nature.

§. 23. Pour ce qui concerne les organes, aux considérations exposées au commencement de ce mémoire sur leur innervation par impulsion et par émanation, j'ajouterai qu'il existe entre les deux systèmes nerveux une séparation fondée non-seulement sur la nature et la marche de l'innervation, mais aussi sur la disposition anatomique des parties. Les ganglions placés sur les limites des nerfs cérébro-rachidiens et du nerf grand sympathique, forment comme une ligne de démarcation, comme une barrière qui intercepte leur communication réciproque. S'il en était autrement, la volonté commanderait au cœur et aux viscères du bas-ventre, et réciproquement le centre commun de sensation serait à chaque instant sous l'influence des organes abdominaux.

Cependant cette barrière n'est point insurmontable : respectée dans l'état normal et pendant l'exercice paisible des fonctions, elle tombe dans de certaines circonstances devant les orages qui agitent momentanément l'organisme. Un ébranlement né dans la sphère cérébrale parvient à la forcer, et le trouble se propage sur les systèmes circulatoire, gastrique, etc.; de même un mouvement désordonné dans le domaine du nerf grand sympathique se réfléchit sur le cerveau lui-même, et lui communique des sensations désagréables. Les phénomènes pathologiques n'étant que des phénomènes physiologiques exagérés, le passage de l'un des systèmes nerveux dans l'autre est non-seulement plus libre et plus fréquent dans les maladies, mais il est encore signalé par des perturbations plus prononcées. Ainsi dans les maladies essentiellement cérébrales les organes gastriques sont souvent affectés, et dans des affections de ces derniers le cerveau se prend. Il n'est pas même nécessaire pour la production de ce phénomène, qu'une fièvre ou un autre trouble général se manifeste; il suffit d'une lésion presque inaperçue pour produire à la longue des maladies secondaires dans un appareil éloigné du siége de la lésion primitive. L'innervation, séparée et distincte dans chacun des systèmes nerveux, est donc fréquemment mêlée et confondue dans les maladies ou dans ces momens de trouble auxquels notre économie est si exposée.

§. 24. Quant au rapport de l'agent nerveux avec les impondérables de la nature, sans prétendre prouver une identité entre ces deux espèces d'agens, je ne puis m'empêcher de croire à une grande analogie. Laissant de côté la lumière et le calorique, je présume que l'électrique, le galvanique, le magnétique, ont la plus grande analogie avec le fluide qui parcourt les nerfs, et n'en diffèrent peut-être que par quelques modifications.[1] Quoi qu'il en soit, c'est sur cette analogie que je fonde le rapport intime du système nerveux avec l'état de l'atmosphère. C'est dans cet immense réservoir qu'il me paraît puiser l'agent qui le remplit. Par l'affinité de ce dernier avec la pulpe nerveuse, je m'explique comment cette pulpe n'en manque jamais, comment sa formation et sa sécrétion ne lui coûtent ni peine ni travail; il suffit en effet qu'elle s'en laisse pénétrer, sauf à lui imprimer le changement nécessaire pour l'adapter à la machine animale.

Le sang lui-même est immédiatement imprégné des impondérables atmosphériques. La pulpe nerveuse vient puiser dans cette nouvelle source : elle s'approprie ces principes; puis elle les rend au sang élaborés et perfectionnés. Ainsi s'établit, entre les deux systèmes les plus importans de l'économie animale, un échange perpétuel de ces mêmes principes. Toutefois, à raison de la priorité de son existence, de l'impulsion qu'il

---

1 « Aujourd'hui, dit M. LALLEMAND, il ne reste plus pour per- « sonne le moindre doute sur l'identité des fluides électrique, gal- « vanique et magnétique, et tout porte à croire que le fluide ner- « veux n'en est lui-même qu'une modification. » (Rech. anat. et path. sur l'encéph., lettre 7, p. 146.)

imprime à tout ce qu'il touche, de l'empire qu'il exerce sur toutes les parties de l'économie, le système nerveux jouit d'une prééminence incontestable sur le sang et les vaisseaux qui le renferment.

§. 25. Les miasmes diffusibles pouvant être assimilés aux impondérables physiques, et le sang, comme nous venons de le voir, étant susceptible d'en être imprégné, voilà une seconde porte par laquelle les substances nuisibles répandues dans l'atmosphère pénètrent dans notre économie. Cette porte permet un libre accès à une foule d'agens morbifiques, mais qui, n'attaquant pas le système nerveux d'une manière immédiate, mettent quelque temps à manifester leur présence. C'est ce qui a lieu dans beaucoup de maladies contagieuses et non contagieuses, et par quoi l'on peut reconnaître si elles attaquent le système nerveux directement ou par l'intermédiaire du sang. Dans le premier cas l'invasion est subite, instantanée, et signalée par un abattement extrême ou par une horripilation. Dans le second, il s'écoule un temps indéterminé de mal-aise appelé *période d'incubation*. Certaines maladies n'affectent même le système nerveux que de cette manière. Ainsi le virus rabique immédiatement appliqué sur la pulpe nerveuse, demeure sans effet, tandis que mêlé au sang il produit les terribles symptômes de l'hydrophobie. Il en est de même du virus variolique, du virus vaccinal, de celui des serpens venimeux, etc.

§. 26. Après la pulpe nerveuse considérons le système muqueux. Ici je vois une membrane constamment innervée par d'innombrables filets, émanés soit de nerfs cérébro-spinaux, soit de nerfs ganglionaires. Le but de cette innervation est d'un côté la nutrition de la partie et le maintien de son énergie vitale, de l'autre la sécrétion qui s'y opère. C'est surtout en faveur de cette dernière que les nerfs semblent s'y ramifier. Non-seulement le produit de cette sécrétion est proportionné, sous le rapport de sa quantité, à la force d'innervation, mais celle-ci paraît étendre son action sur le mucus lui-même. Soumis à l'innervation, il est en quelque sorte vivifié, et conséquemment plus susceptible de transmettre d'individu à individu un principe contagieux, soit atmosphérico-somatique, comme dans le rhume de cerveau ou de poitrine, soit somato-atmosphérique, comme dans la rougeole, la dysenterie, etc. D'un autre côté, la force plastique s'empare tellement de lui, que tantôt, devenu la base et le canevas des concrétions calculeuses, il en coordonne les matériaux et leur donne pour ainsi dire une structure régulière, et que tantôt il atteint le plus haut degré d'organisation possible, en contribuant à la formation des vers intestinaux.

§. 27. Je place sur la même ligne le tissu cellulaire et les membranes séreuses, quant à leur capacité pour l'agent nerveux. Le premier est parcouru en tout sens par des cordons, des rameaux, des ramuscules et des filets de nerfs, qui exhalent dans la plus petite maille de ce tissu le fluide dont ils sont les conducteurs. Voilà pourquoi dans nos expériences ce tissu instantanément empoisonné détermine des accidens terribles et même la mort; voilà pourquoi aussi il se prête avec une merveilleuse facilité aux fluxions, aux changemens d'organisation et au développement des altérations organiques de toutes espèces. Quant aux membranes séreuses, peut-on être surpris des marques d'innervation qu'elles donnent dans les maladies soit fluxionnaires, soit inflammatoires, quand on les voit collées sur les cordons des nerfs ou sur la pulpe nerveuse elle-même?

§. 28. Je n'examinerai pas séparément l'innervation des viscères parenchymateux qui travaillent à une sécrétion. J'ai dit ailleurs que je les considérais comme le résultat de ramifications infinies de membranes sécrétantes, soit muqueuses, soit séreuses, dont nous venons de signaler la capacité pour l'agent nerveux. Ainsi le foie, les glandes salivaires, les reins, s'acquittent bien ou mal de leurs fonctions, suivant que les nerfs qui se ramifient, tant sur leurs artères, que sur leurs conduits excréteurs, sont montés sur des tons différens. Si les testicules, pourvus de très-peu de nerfs, quoique doués d'une sensibilité exquise et d'une activité très-grande, font exception à cette règle, n'est-ce pas parce qu'ils fabriquent eux-mêmes un fluide qui les vivifie? En effet, après avoir puisé dans le sang artériel les élémens nécessaires à la confection du sperme, ils les combinent et en composent une substance qui ne le cède point en vitalité à la pulpe nerveuse elle-même. Dès-lors ils n'ont plus besoin d'une innervation dont ils trouvent en eux-mêmes l'équivalent.

§. 29. Le système musculaire jouit d'une double innervation : l'une permanente, et qui préside à son développement nutritif, à sa vie intérieure et à son énergie; l'autre temporaire et instantanée, qui est l'excitant nécessaire de sa contraction. C'est cette dernière qui se manifeste pathologiquement dans ce qu'on appelle *crampes*, *secousses quasi-électriques*, *contraction tonique*. Celle-ci paraît persister quelquefois après la mort; du moins doit-on considérer ainsi certaines contractions des ventricules du cœur, qu'on prendrait volontiers pour une hypertrophie de leurs parois, si on ne trouvait leur origine récente dans une maladie évidemment spasmodique.

§. 30. Je place le système osseux avant les systèmes fibreux et cartilagineux, parce que je trouve en lui une manifestation de la vie plus prononcée que dans ces derniers. Ce qui le prouve, ce sont les douleurs ostéocopes et les altérations du tissu osseux, plus nombreuses peut-être que celles de tout autre tissu. Or, c'est ce que l'on cherche en vain dans les ligamens et les cartilages. Je n'ignore pas que l'arthrocace nous montre une exaltation de la vie dans une articulation diarthrodiale; mais aussi quelle complication de tissus (celluleux, vasculaire, synovial, adipeux, osseux) dans une semblable articulation! et comment déterminer la part de chacun d'eux dans la production de la maladie?

§. 31. Tenons donc pour avérée l'innervation de toutes les parties de notre corps, tant solides que fluides ; voyons surtout dans l'influence constante et réciproque de la pulpe nerveuse sur le sang et du sang sur la pulpe nerveuse un commerce intime établi entre les surfaces et les parties les plus cachés de l'organisme, et dans le mélange de leurs principes les plus actifs une sorte d'atmosphère interne et vitale en contact avec tous les élémens qui le composent.

§. 32. Mais il est temps d'appliquer ces principes à la pathogénie et de faire voir comment les maladies découlent toutes de l'innervation viciée. Pour cela il faut montrer les rapports de celle-ci avec les systèmes fondamentaux de l'économie, et avec les fonctions qui leur sont départies.

Tant que l'innervation anormale s'exerce dans les limites du système nerveux, et qu'elle s'y borne, il en résulte un trouble, un désordre, soit dans l'ensemble de ce système, soit dans l'appareil nerveux de quelque organe en particulier. Les maladies dues à cette innervation s'appellent *névroses :* on les trouve non-seulement dans les appareils cérébral, rachidien et trisplanchnique en général, mais aussi dans les organes qui en dépendent en particulier; ce qui constitue des névroses *faciales*, *dentaires*, *cardiaques*, *pulmonaires*, *gastriques*, *intestinales*, *rénales*, *utérines*, *brachiales*, *fémorales*, etc.

L'innervation agit-elle sur le sang lui-même, en modifie-t-elle la composition et la vitalité, elle devient *hématique*, et occasionne les vices et la dépravation de ce fluide, objets de l'*hémopathie*. Excite-t-elle le système sanguin considéré comme appareil circulatoire; est-elle *angio-cardiaque;* précipite-t-elle le mouvement de ce système en même temps qu'elle décide un changement dans la chaleur animale, il en résulte la *fièvre*, la *pyrexie* ou l'*angiose*, dont les nuances diffèrent suivant l'énergie ou la faiblesse de l'innervation, ou suivant la prédominance de l'innervation locale dont est frappé un appareil ou un organe en particulier. Opère-t-elle sur le réseau capillaire et les vaisseaux exhalans qui en dépendent, elle détermine la *télangiose*, qui se présente sous une double forme, l'une d'*arrêt*, l'autre d'un *travail augmenté*. Le premier, dû à l'innervation *statique*, produit la *suppression* de *flux* ou de *sécrétions habituelles;* le second provoque un *mouvement fluxionnaire*, augmente les sécrétions normales ou en fait naître de nouvelles et d'espèces différentes. Ici viennent se ranger les *fluxions* et les *flux*,

2

qui sont *sanguins*, *séreux*, *lymphatiques*, *muqueux*. L'innervation des vaisseaux capillaires s'étend-elle sur le sang qu'ils renferment, il y a *inflammation* ou *hémotélangiose*, dénomination plus significative. Agit-elle sur les capillaires des absorbans, il y a irrégularité dans la circulation de la lymphe. Trouble-t-elle le travail nutritif, elle fait naître les *maladies par plasticité anormale*, ou, en d'autres termes, les *maladies organiques*. Étend-elle enfin son influence sur toute l'économie, sur les solides comme sur les fluides, elle détermine les *maladies constitutionnelles*, qui pour la plupart sont héréditaires et conduisent à des cachexies spéciales.

En résumé, l'innervation, suivant qu'elle s'exerce sur le système nerveux, sur le sang, sur le système angiocardiaque, sur le système capillaire, sur ce système en même temps que sur le sang, sur le système absorbant, sur le travail nutritif et sur l'ensemble de l'économie, produira les *névroses*, l'*hémopathie*, les *angioses*, les *télangioses*, soit *statiques*, soit *fluxionnaires*; l'*hémotélangiose*, les *stases lymphatiques*, les *maladies plastiques* et les *maladies constitutionnelles*.

§. 33. Observons de plus que cette même innervation reconnaît trois modes différens, suivant qu'elle agit avec *excès*, avec *défaut* ou avec *irrégularité*. C'est une grande erreur de la doctrine de BROWN, de n'admettre que force et faiblesse, et de ranger toutes les maladies dans un cadre aussi étroit. Pour l'observateur scrupuleux des phénomènes pathologiques, il s'en présente à tout instant qui ne se rapportent ni au *plus* ni au *moins* d'innervation, mais qui, offrant un tableau mobile et singulièrement variable, des alternatives de force et de faiblesse, et une disharmonie complète de symptômes, constituent un mode pathogénique bien distinct, qui a pour caractère l'innervation *déréglée*, *pervertie* ou *ataxique*. Dès-lors l'hyperdynamie et l'adynamie sont le mode *quantitatif* et l'ataxie le mode *qualitatif* de l'innervation. Ce dernier joue un grand rôle dans les maladies; c'est lui qui les rend insidieuses et réfractaires aux moyens curatifs; c'est lui qui fait d'une affection simple une maladie grave et maligne. Sans lui, toute lésion aurait un caractère remarquable de simplicité; la fièvre, par exemple, un cours régulier; l'inflammation, une marche franche et déterminée, etc.

§. 34. C'est, selon moi, d'après cette *trichotomie pathologique* qu'il faudra dorénavant envisager les maladies. Si leurs différentes classes, névroses, fièvres, fluxions, inflammations, etc., sont étudiées successivement dans leurs modes hyperdynamique, adynamique et ataxique, on aura l'idée la plus complète qu'on puisse se former de chaque maladie en particulier, sous le rapport de la pathogénie.

§. 35. Il y aurait une autre manière d'étudier les maladies, en indiquant dans leur description l'altération que chaque organe est susceptible de contracter : 1.° par l'innervation pure; 2.° par l'innervation fluxionnaire; 3.° par l'innervation phlogistique; 4.° par l'innervation plastique : méthode qui aurait l'avantage de montrer l'enchaînement des maladies et leur passage naturel de l'une à l'autre. Ainsi, en prenant pour exemple l'organe pulmonaire, on commencerait l'histoire de ses maladies par celles qui dépendent de l'innervation pure (asthme essentiel, coqueluche, paralysie du poumon); viendraient ensuite celles qui sont dues à l'innervation fluxionnaire (emphysème, œdème, catarrhe aigu et chronique, phthisie pituiteuse); puis celles qui sont déterminées par l'innervation phlogistique (croup, pneumonie); après celles-ci viendraient les maladies dépendantes de l'innervation plastique (granulations, tubercules, indurations, ulcères, vomiques). De cette manière on embrasserait d'un coup d'œil général la succession des maladies dans le même organe, et on en suivrait le développement depuis la plus simple jusqu'à la plus compliquée.

Si on m'objectait que cette méthode, bonne pour certaines maladies dont on connaît le siége, ne le serait plus pour celles dont ce siége est problématique ou tout-à-fait inconnu, je répondrais qu'à cet égard tout est connu en pathologie, qu'on connaît même le siége des fièvres essentielles; non qu'il réside, comme le pense M. Broussais, dans les vaisseaux capillaires de quelque membrane muqueuse ou séreuse, mais bien dans l'universalité du système angio-cardiaque. Dès-lors ce système ne se refuse point à la classification des maladies qui lui appartiennent. Ainsi l'innervation pure de ce système ferait la fièvre; l'innervation phlogistique, la cardite, l'artérite, la phlébite; l'innervation plastique, l'anévrisme et les autres altérations du cœur et des gros vaisseaux.

§. 36. Malgré les avantages de cette méthode, qu'on pourrait appeler *anatomique*, je préfère celle dans laquelle les maladies sont rangées par familles, d'après leurs affinités, c'est-à-dire suivant les caractères vitaux par lesquels elles se ressemblent, et suivant l'identité du mode d'innervation qui leur a donné naissance; car, je le répète, je ne vois dans toutes les maladies que des *actions vitales*, des *activités vitales*, des *procédés organico-vitaux;* c'est même en cela que me paraît consister leur essence. Ainsi, dans la névrose je vois l'action nerveuse exaltée, affaiblie ou pervertie; dans la fièvre, le système angio-cardiaque ébranlé par suite d'une innervation morbide; dans la suppression et la fluxion, un état vital contre nature du réseau capillaire; dans l'inflammation, un travail exalté dans ce même réseau, et de plus un changement vital dans le sang; dans les maladies organiques, à quelque époque qu'on les examine, j'aperçois une activité anormale, un travail irrégulier dans le tissu des parties. En effet, un changement d'organisation quelconque ne peut s'opérer que par un travail organique: or, tout travail suppose un développement de force; avant le produit il doit y avoir un agent producteur, comme avant l'effet une cause.

Il suit de là que dans un organe qui va devenir le siége d'une altération de texture, il est une période où il n'y a encore que des mouvemens vitaux. Néanmoins cette période constitue déjà une maladie avant même qu'il n'y ait rien de changé physiquement dans ce même organe. Mais ce changement une fois commencé, le travail qui lui a donné naissance ne finit pas pour cela; il continue au contraire à développer et à achever l'altération organique. Dès-lors, sous le point de vue pathogénique, le travail vital est *tout*, ou du moins l'altération physique et matérielle *peu de chose*, dans une maladie organique. Dans l'hydropisie, par exemple, la présence de la sérosité n'est pas le point principal, mais bien l'action irrégulière des exhalans et des absorbans. De même dans l'anévrisme du cœur ce n'est ni l'augmentation ni la diminution de la substance charnue de ce viscère, mais le travail nutritif, qui leur a donné naissance. Dans les dégénérations organiques ce n'est pas non plus la présence des substances tuberculeuse, lardacée, squirrho-cancéreuse, c'est la plasticité morbide imprimée aux tissus, qui est la source du mal. Et sous le rapport thérapeutique, ce n'est pas aux produits pathologiques que s'adresse le médecin, mais au travail organique auquel ils sont dus; travail que, selon les circonstances, il tâche de maîtriser, pour parvenir à le modérer ou à l'arrêter. De quelque manière donc qu'on envisage les choses, en pathologie comme en thérapeutique, tout est physiologique, tout est vital, tout est nerveux, puisque sans innervation les organes manquent de cette impulsion qui les met en jeu et entretient leur activité pendant toute la durée de la vie.

§. 37. Me voici donc revenu au point d'où je suis parti. J'ai voulu établir la possibilité d'une théorie médicale qui fît découler toutes les maladies d'une source commune, savoir de l'innervation morbide. Entre la doctrine des dynamistes purs et celle des matérialistes purs, j'ai voulu jeter un pont : montrer aux premiers que, tout en admettant une force unique, il fallait la considérer séparément dans les systèmes organiques et en étudier les différentes manifestations dans ces mêmes systèmes; faire voir aux seconds que les forces inhérentes à la matière ne doivent pas être passées sous silence, mais être proclamées hautement, mises partout en évidence et placées au premier rang. Je n'ai pas dû rechercher l'origine et la source de ces forces; ce n'était point là mon but; mais j'ai dû considérer ces forces comme réelles, comme le principe de tout mouvement, et dès-lors leur faire jouer un rôle important. Partout où j'ai remarqué un changement, j'ai dû lui supposer une cause : ne pouvant la placer

dans le changement lui-même, je l'ai cherchée en dehors de lui, et je me suis arrêté à cette force principale qui, analogue à celles répandues dans l'univers, a une prédilection pour la pulpe nerveuse, et pour qui cette pulpe est la condition de son exercice.

J'ai essayé dans le tableau ci-contre de réunir et de distribuer les maladies simples considérées sous le point de vue de l'innervation morbide.

Il me resterait à justifier et à développer les diverses parties du tableau qui précède; mais ce travail dépasserait les limites de ce mémoire, dans lequel je me suis borné à poser les principes. Pour donner une idée de la manière dont j'y procéderais, je vais appliquer ces mêmes principes à trois maladies, savoir au *choléra oriental*, au *typhus* et à la *fièvre intermittente*.

I. *Choléra oriental.*

N'ayant pas eu occasion d'observer le choléra, j'invoquerai le témoignage des auteurs qui l'ont étudié, et je profiterai surtout de l'excellent travail sur cette maladie, présenté par M. Double[1] au nom d'une commission spéciale à l'Académie royale de médecine.

Les lésions les plus constantes que l'ouverture des cadavres a fait connaître, sont : l'épanchement dans les premières voies d'une matière pultacée et comme crémeuse ; l'état d'injection de la muqueuse gastro-intesti-

---

1 Rapport sur le choléra-morbus, lu à l'Académie royale de médecine, en séance générale, les 26 et 30 Juillet 1831. Paris, 1831.

nale; le développement de follicules de Brunner et de Peyer; l'altération du sang, qui est noir, épais et visqueux; l'affaissement du poumon; la vacuité et la contraction de la vessie urinaire; la réplétion des sinus cérébraux par du sang noir et dissous, et l'injection pointillée de la substance cendrée du cerveau.

« Toutes ces lésions, dit la commission [1], n'ont rien « de propre, rien d'exclusif au choléra : elles ne sont « pas plus constantes quant au siége que quant à leur « nature; elles n'ont aucun rapport de causalité, ni avec « la maladie, ni avec la mort; elles n'en peuvent être « considérées que comme des suites plus ou moins ac- « cidentelles, plus ou moins éloignées. Ni le siége ni la « nature du choléra épidémique ne trouvent d'élucida- « tion satisfaisante dans l'anatomie pathologique. »

« Le choléra, dit plus loin la commission, n'est point « une maladie inflammatoire et encore moins une phleg- « masie particulière d'un organe déterminé : il n'est pas « non plus un typhus [2]; mais l'analyse exacte et sévère « des symptômes et des caractères nécroscopiques de « la maladie donne pour résultat, que, complexe de sa « nature, elle se compose d'*une altération profonde de* « *l'innervation* et d'un mode particulier d'affection catar- « rhale des membranes muqueuses gastro-intestinales.[3] »

Voilà donc le choléra rangé dans la classe des névroses par l'Académie royale de médecine; opinion qui avait été soutenue avant elle, et à laquelle s'est ralliée depuis la grande majorité des médecins.

---

1 Rapport cité, p. 38.
2 *Ibid.*, p. 49.
3 *Ibid.*, p. 54.

Mais auquel des deux systèmes nerveux faut-il l'attribuer ? Nul doute que ce ne soit au système nerveux du bas-ventre.

C'est en effet dans cette cavité que la maladie établit son siége et qu'existe le foyer de ses irradiations. Les douleurs très-fortes du creux de l'estomac, qui envahissent bientôt le tube digestif, et qui sont le symptôme caractéristique de la maladie[1]; les vomissemens répétés, les selles fréquentes, la soif inextinguible, la suppression des urines; tous ces symptômes, au milieu desquels le *sensorium commune* reste parfaitement intact, déposent invinciblement en faveur du système ganglionaire. Il s'y joint à la vérité d'autres symptômes, qui prouvent une affection des organes soumis au système nerveux cérébro-rachidien, tels que les contractions spasmodiques irrégulières et les violentes crampes des extrémités supérieures et inférieures, qui acquièrent rapidement une grande intensité, et envahissent tous les muscles thorachiques; la surdité, les étourdissemens, la physionomie affaissée, les traits grippés, etc. : mais il est facile de démontrer que ces symptômes dépendent eux-mêmes d'une réaction de la part du système nerveux ganglionaire. Cette démonstration est fondée sur la remarque que j'ai déjà faite plus haut (§. 23), savoir que dans certaines occasions les ganglions deviennent conducteurs de toutes les impressions reçues dans les viscères abdominaux; qu'alors ces mêmes impressions sont transmises aux nerfs spinaux par les filets de communication situés de chaque côté de la colonne vertébrale. Dès ce moment il s'éta-

1 Rapport cité, p. 11.

blit par ces nerfs un nouveau centre d'irritation, savoir le centre nerveux abdominal, qui remplace instantanément le centre nerveux cérébro-rachidien, dont l'influence sur les muscles est entièrement suspendue. On a constamment observé que les crampes sont incomparablement plus fortes dans les extrémités inférieures que dans les supérieures. Ce phénomène s'explique encore par une disposition anatomique que la dissection m'a fait connaître : c'est que les nerfs lombaires et sacrés n'ont pas à leurs racines postérieures de ganglions, mais des plexus; d'où il résulte que l'irritation qui leur est portée par les filets de communication du grand sympathique, ne rencontrant aucun obstacle, se propage avec une plus grande facilité dans toutes leurs ramifications.

D'autres symptômes de la maladie s'expliquent encore très-bien par l'action du système nerveux ganglionaire : telles sont les angoisses et un sentiment inexprimable de gêne et de serrement dans la région épigastrique; phénomènes qui indubitablement ont leur siége dans le plexus solaire : telles sont les selles d'une nature particulière provenant d'une sécrétion altérée dans toute l'étendue de la membrane muqueuse gastro-intestinale, sécrétion qui est entièrement soumise à l'empire des nerfs ganglionaires; telle est encore la suppression de la sécrétion des urines, qui ne peut être que l'effet soit d'un spasme, soit d'une adynamie des plexus rénaux; tel est enfin le pouls petit, irrégulier, véritablement nerveux, dépendant manifestement de l'innervation morbide du système angio-cardiaque. Comme, d'après ma manière de voir, cette innervation s'étend jusqu'au sang, je ne suis pas surpris que ce de nier change de composition; qu'il devienne épais, noir, sirupeux et difficile à s'échapper de la veine[1]. Toutefois je soupçonne qu'il reçoit une atteinte immédiate de la part du miasme introduit dans l'économie au moyen de la respiration.

Il est une période de la maladie où parfois les phénomènes portent le cachet de l'irritation : c'est lorsqu'au début l'innervation est hyperdynamique. Mais comme il est dans l'ordre naturel des choses que l'hyperdynamie se change en adynamie, d'autres phénomènes se manifestent bientôt. Ces derniers, précurseurs de la mort, sont l'expression de l'état de stupeur qui frappe toute l'économie : ce sont la surdité, les étourdissemens, le refroidissement de tout le corps, l'état de la peau, qui est plissée et ridée; le teint plombé, bleuâtre et livide; la physionomie effarée, les traits grippés, la lipothymie, la syncope, l'haleine froide, le pouls petit à l'excès et s'éteignant sous le doigt du médecin.

A cette période de la maladie les forces vitales sont tellement subjuguées, qu'elles ne sont susceptibles d'aucune réaction ; et le système nerveux ganglionaire, impressionné par le miasme, après avoir seul soutenu la lutte, a succombé et a entraîné l'extinction des foyers de la vie.

Cependant il est des cas où une plus grande somme de forces vitales permet à ce même système une lutte plus prolongée et plus efficace. Alors se manifeste une réaction qui s'étend jusqu'au cerveau. Voilà ce qui constitue cette autre période du choléra connue sous le nom de *période œstueuse*, et dans laquelle la réaction,

---

1 Rapport à l'Académie, p. 13.

tantôt faible et tantôt violente, tantôt régulière et tantôt irrégulière, se fait vers la tête, et se revêt de symptômes ataxiques plus ou moins graves. Il arrive ici ce qu'on voit dans certaines épidémies de fièvres nerveuses, savoir qu'un *typhus abdominal* se change en *typhus cérébral.*[1]

Le choléra oriental est donc pour moi un état hyperdynamique du système nerveux ganglionaire qui passe promptement à un état adynamique, et qui est accompagné d'une hémopathie des plus prononcées, le tout par l'effet d'un miasme spécial.

C'est l'influence de ce miasme qui donne au choléra asiatique son caractère propre : sans lui la maladie ne serait probablement qu'une névralgie abdominale, un choléra sporadique, ou peut-être même une fièvre intermittente, maladie avec laquelle plusieurs auteurs ont voulu lui trouver une certaine analogie.

II. *Typhus.*[2]

Je ne m'arrêterai pas à rapporter les diverses opinions qui ont été émises sur la nature et la cause prochaine du typhus. Soit qu'avec les anciens on le considère comme une affection générale ou une altération des esprits vitaux, soit qu'avec des médecins de nos jours on le localise, et qu'on place son siége tantôt dans la membrane muqueuse gastro-intestinale, tantôt dans les cryptes et follicules de Brunner et de Peyer, on n'a pas encore réussi à s'en former une théorie qui explique tous les phénomènes de la maladie.

---

1 Je reviendrai sur cette distinction dans l'article suivant.

2 Je prends le mot *typhus* comme synonyme de fièvre nerveuse, de fièvre maligne, de fièvre ataxique, de fièvre grave, de gastro-entérite, de dothinentérie, etc.

Nous allons examiner si on est plus heureux quand on place, comme le pensent plusieurs auteurs, le siége du typhus dans les centres nerveux.

Pour cela il est nécessaire de se rappeler les symptômes de la maladie, et de rechercher à quel système organique et à quel genre de lésion de ce système on peut les rapporter.

La fièvre nerveuse est caractérisée par une grande prostration de forces, par un état particulier du système nerveux encéphalique, soit stupeur, soit exaltation; par un mal-aise ressenti dans le centre nerveux abdominal et un trouble dans les fonctions digestives.

De ces quatre symptômes principaux, les deux premiers sont les plus constans, les plus immuables, et pour ainsi dire les seuls pathognomoniques, puisque sans eux une fièvre aiguë ne serait point réputée *nerveuse*, et que les deux derniers appartiennent aussi à d'autres espèces de fièvres et même à des maladies non fébriles.

Quant aux causes de la fièvre nerveuse, elles sont, comme celles de toutes les maladies, ou prédisposantes ou efficientes. Les premières comprennent tout ce qui est capable d'affaiblir le système nerveux et de le rendre plus impressionnable; les secondes peuvent être distinguées en *exsomatiques* et en *ensomatiques*, suivant qu'elles proviennent du dehors (*circumfusa*, *applicata*, *ingesta*) ou qu'elles partent du dedans du corps (*acta*, *excreta et retenta*, *animi pathemata*).

Ai-je besoin de faire remarquer que toutes ces causes s'adressent directement aux centres nerveux tant encéphalique qu'abdominal? Quel système en effet autre que le système nerveux est susceptible d'être impressionné par ces mêmes causes et de réagir contre elles?

J'admets donc dans ces deux centres nerveux une *intempérie*, c'est-à-dire une altération vitale, un mouvement irrégulier et désordonné, un changement de ton, tantôt lentement amené, tantôt brusquement produit, mais qui s'y imprime et s'y fixe pour un temps plus ou moins long.

Ceci posé, on peut aller plus loin, et demander quel est l'appareil sur lequel le système nerveux exerce l'influence la plus directe et la plus immédiate. On peut répondre que c'est le système sanguin (appareil angio-cardiaque). Celui-ci, excité d'abord par le système nerveux, s'associe à ce dernier, pour réagir de concert avec lui, contre les causes qui l'ont impressionné d'une manière fâcheuse. Ces causes, il est vrai, peuvent ne plus exister; mais le changement qu'elles ont produit dans les nerfs persiste. Le but de cette réaction, c'est-à-dire des efforts réunis du système nerveux et de l'appareil angio-cardiaque, est de rétablir le premier dans son assiette, et l'ordre et la régularité dans l'exercice des fonctions. Or, c'est à quoi concourt manifestement l'excitation même imprimée au cœur et aux vaisseaux. Par son intervention et par celle du sang que charient ces vaisseaux, il s'établit au milieu du trouble qui agite la machine des mouvemens fluxionnaires, dont les plus heureux sont ceux qui portent sur des organes sécréteurs ou sur des surfaces formant des émonctoires naturels. C'est ainsi que l'hémorrhagie nasale, l'expectoration, le vomissement, la diarrhée, les urines, la sueur, ramènent le calme dans l'organisme. Si au contraire le mouvement fluxionnaire se fait vers un organe qui n'est pas susceptible de conduire au dehors les humeurs qui s'y portent, par exemple l'encéphale ou les surfaces de ses cavités, l'issue doit nécessairement être fâcheuse.

Ainsi l'organisme est pendant toute la durée de la fièvre et pendant le cours de ses périodes agité par le mouvement désordonné de l'appareil angio-cardiaque, impressionné et excité par le système nerveux.

Mais revenons aux symptômes de la maladie, principalement à ceux que nous avons nommés plus haut *pathognomoniques*, et voyons comment ils sont produits d'abord dans cette espèce de fièvre nerveuse qu'on peut appeler *encéphalique*, ou *typhus cérébral;* puis dans celle qu'on peut désigner sous le nom de *typhus abdominal.*

L'abattement extrême, la prostration des forces musculaires, étant un effet immédiat des causes qui ont agi directement sur le système cérébro-spinal, n'a pas besoin d'explication.

Quant au désordre dans les fonctions du cerveau, on ne saurait le faire dépendre de la réaction du système nervoso-sanguin, par la raison qu'il se montre dès le début de la maladie; conséquemment à une époque où cette réaction n'a pas encore été vivement sollicitée, où l'orage n'a pas encore commencé. C'est à une première atteinte portée au cerveau qu'il faut remonter; mais cette atteinte se prolonge, domine durant toute la maladie, et lui donne son caractère et sa physionomie propres. Si donc le système nerveux encéphalique nous montre dans le typhus un désordre particulier, s'il est affecté d'une manière toute spéciale, c'est que la cause première agit sur lui, que c'est en lui que la perturbation a commencé. Dire en quoi cette perturbation consiste, indiquer le changement intrinsèque qui s'est opéré dans la pulpe cérébrale et nerveuse, et la nature du mouvement désordonné qui s'y est établi, est chose impossible. Sommes-nous plus heureux en physiologie? Pouvons-nous expliquer le mécanisme par lequel les impressions se font sur le centre commun des sensations, et la réaction de ce dernier? Or, les impressions pathologiques, telles que l'influence des passions, l'action des miasmes, etc., ne se comportent pas différemment; seulement elles dérangent les fonctions du cerveau d'une manière plus notable, plus forte et plus soutenue : elles déterminent tantôt de la stupeur et tantôt du délire, suivant l'idiosyncrasie des sujets, suivant la prédisposition, le ton et la susceptibilité de l'organe encéphalique, et suivant la force de réaction du système nervoso-sanguin.

J'accorde volontiers que le cerveau est susceptible d'être irrité par les organes gastriques; mais cela ne prouve pas qu'il soit ici sous leur dépendance et qu'une fièvre nerveuse ne soit autre chose qu'une gastro-entérite. En effet, si l'estomac est en jeu dans la production de la maladie, ce n'est point comme organe digestif ou comme portion du tube alimentaire, doué d'une membrane muqueuse très-vasculeuse et susceptible de s'enflammer; c'est comme excipient d'impressions qui, reçues par ses filets nerveux, sont transmises par eux au centre encéphalique. Ici l'extrémité inférieure des nerfs est irritée la première. La même chose a lieu dans le poumon. Les miasmes introduits dans les ramifications des bronches impressionnent les nerfs pulmonaires, et cette impression est portée au cerveau. D'où il suit que le centre encéphalique peut être attaqué par trois voies : d'abord immédiatement; c'est ce qui a lieu toutes les fois que la fièvre nerveuse est due à des affections morales : secondement par l'estomac; c'est ce qui arrive dans les cas où la maladie est produite par des alimens de mauvaise qualité, insalubres, septiques et pour ainsi dire vénéneux : troisièmement par le poumon, quand elle dépend d'effluves nuisibles et d'influences miasmatiques. Dans les deux derniers cas c'est dans les filets du nerf pneumo-gastrique que voyage l'impression délétère. On dirait que c'est ce nerf qui ouvre aux agens morbifiques les portes de l'organisme, qui les fait pénétrer jusqu'à l'encéphale; aux lobes antérieurs du cerveau, pour déranger les fonctions de l'intelligence et produire la stupeur ou le délire; aux lobes du cervelet, pour agir sur les forces musculaires et déterminer ou leur prostration ou des mouvemens convulsifs; enfin, à la moelle alongée, pour troubler la respiration.

J'ai parlé de mouvemens fluxionnaires sur différens points de l'organisme, et qui, quand ils ne déterminent pas d'évacuations trop abondantes, amènent une heureuse solution de la maladie. Que ces fluxions aient lieu ou non, on trouve que plusieurs parties présentent, à l'inspection cadavérique, un état d'injection qui simule une fluxion ou même une inflammation, mais qui n'est qu'apparente. Or, voici l'explication de ce phénomène.

Pendant le cours même de la fièvre, la fréquence et la force des contractions du cœur, poussent avec violence dans le réseau capillaire le sang, qui le distend et le remplit. On prévoit d'avance que les vaisseaux capillaires les plus susceptibles de se laisser gorger de fluides seront ceux qui rampent dans un tissu lâche, peu capable de s'opposer à leur réplétion, et peu propre à accélérer le mouvement du sang et son retour vers le cœur. Personne ne nie que ces caractères se trouvent réunis dans le parenchyme de la rate, dans celui du poumon, dans les membranes muqueuses, dans le tissu cellulaire sous-muqueux et dans celui de la pie-mère. Or, ce sont précisément ces parties que dans les ouvertures cadavériques on trouve injectées.

Ceci établi, pourra-t-on s'empêcher de conclure que l'injection des tissus lâches et mous, au lieu d'être la cause de la fièvre nerveuse, n'en est qu'un effet? Telle est du moins mon intime conviction. Je suis d'ailleurs persuadé que la véritable inflammation a des signes par lesquels elle se distingue de la simple stase des humeurs. Cette stase, j'en demeure d'accord, peut à son tour compliquer la maladie, puisque l'accumulation du sang dans les organes que je viens de nommer ne peut avoir lieu sans augmenter le trouble de leurs fonctions.

Je trouve donc la source du typhus cérébral dans l'atteinte portée au centre nerveux encéphalique, et c'est dans la réaction de ce dernier que je fais consister la fièvre. Mais ici se présente une observation essentielle; c'est que ce centre peut être attaqué de deux manières, d'abord directement ou primitivement, et ensuite indirectement ou consécutivement. Ainsi, par exemple, de fortes contentions d'esprit, des veilles prolongées, des peines morales, des passions tristes, etc., affectent directement l'organe cérébral. Il en est de même des miasmes propagés par la voie de la respiration. Ces causes, après avoir probablement agi d'une manière sédative, provoquent une très-forte réaction; aussi les fièvres nerveuses qu'elles déterminent sont-elles réputées les plus graves.

L'attaque indirecte ou consécutive du centre nerveux encéphalique a lieu lorsqu'une fièvre synoque ou inflammatoire, une inflammation locale, telles qu'une pneumonie, une péricardite, une gastrite, une phlegmasie cutanée, comme l'érysipèle, la variole, la rougeole, la scarlatine, étendent sur lui leur influence, et l'entraînent dans le trouble général. Personne assurément ne soutiendra que ces maladies constituent l'essence de la fièvre nerveuse, dont elles ne sont véritablement que les causes occasionelles.

Ce que je viens de dire du centre nerveux encéphalique, s'applique aussi au *centre nerveux abdominal.* Ce dernier peut aussi être attaqué directement ou indirectement. Lorsque, par exemple, des écarts de régime, une alimentation vicieuse, des substances délétères ingérées dans l'estomac, impressionnent d'une manière fâcheuse les nerfs de ce viscère, cette impression est immédiatement portée au plexus solaire. Dès-lors il y a mal-aise indéfinissable, douleur dans la région épigastrique et dérangement dans les fonctions des viscères du bas-ventre. La circulation capillaire, manifestement placée sous l'influence de ce système nerveux, est troublée d'une manière notable : il se fait des congestions, des fluxions et même des inflammations dans divers organes, et notamment dans ceux dont le tissu lâche et mou se prête mieux à ces mêmes désordres. La rate s'engorge; les membranes muqueuses de l'estomac et des intestins se boursoufflent, s'infiltrent, s'injectent; les glandes mésaraïques se tuméfient, et l'injection, parvenant jusqu'aux follicules muqueux, en produit d'abord le gonflement et l'hypertrophie. Non-seulement la circulation capillaire est troublée, mais l'innervation déréglée étend son influence aux sécrétions et jusqu'aux humeurs sécrétées. Les sucs gastrique, entérique, pancréatique, ainsi que la bile, s'altèrent : ces humeurs deviennent de véritables substances délétères, qui font naître différens désordres. Tantôt, en agaçant l'estomac et les intestins, elles produisent soit le vomissement, soit la diarrhée; tantôt elles usent, ramollissent et dissolvent la muqueuse gastro-intestinale; tantôt, enfin, elles déterminent dans les tissus les plus simples, les plus faciles à dénaturer et les moins capables de résistance vitale, tels que les follicules muqueux, une véritable inflammation; et voilà, selon moi, l'origine de la *dothinentérie.*

Cependant le trouble excité par le centre nerveux abdominal ne se borne pas aux viscères renfermés dans la cavité du bas-ventre. Ce centre, réagissant sur l'encéphale, avec lequel il est en antagonisme perpétuel, y détermine des mouvemens désordonnés, une perturbation, qui se manifeste soit par la stupeur, soit par le délire. Dès ce moment la maladie, devenue abdomino-céphalique, prend le caractère de fièvre nerveuse.

D'un autre côté, le centre nerveux abdominal peut être attaqué secondairement; c'est ce qui a lieu lorsque l'encéphale, directement affecté, réagit sur lui d'une manière déréglée. Dans ce cas on observe qu'à la stupeur ou au délire s'associent des symptômes gastriques qui résultent alors de l'action irrégulière des ganglions nerveux et des plexus abdominaux, influencés eux-mêmes par le système cérébral.

Il suit de ce qui vient d'être exposé :

1.° Que le typhus est essentiellement une affection aiguë des centres nerveux;

2.° Qu'on doit admettre deux espèces de typhus, savoir, *a.* un typhus cérébral (angiose céphalique) et *b.* un typhus abdominal (angiose abdominale);

3.° Que chacun de ces typhus est primitif ou consécutif, suivant que les centres nerveux sont attaqués directement ou indirectement.

4.° Que le mécanisme du typhus consiste en ce que les centres nerveux, impressionnés par les agens morbifiques, agissent avec force sur le système artériel (angio-cardiaque), en exaltent l'action et l'entraînent à des mouvemens qui ont pour résultat de déterminer des fluxions ;

5.° Que ces fluxions sont d'autant plus heureuses que, sans être trop abondantes, elles ont lieu vers les émonctoires du corps, où elles constituent des *crises;* qu'au contraire elles sont d'autant plus fâcheuses qu'elles se font vers des parties qui ne permettent aucune évacuation ;

6.° Enfin, que la mort a lieu par extinction ou oppression des forces nerveuses, en d'autres termes, par paralysie de leurs foyers.

Telle est ma théorie du typhus considéré dans son état de simplicité. Quand il s'y joint une altération de sang (hémopathie), il en résulte une autre maladie (fièvre putride), que je range dans une autre catégorie.

III. *Fièvre intermittente.*

La fièvre intermittente est une des maladies qui ont le plus exercé la sagacité des médecins. Les recherches sur son siége et sur le phénomène si curieux de la périodicité, ont enfanté des hypothèses qui ont laissé ces deux points à peu près irrésolus.

Toutefois nous sommes un peu plus avancés sur le siége de la maladie. On est assez d'accord aujourd'hui qu'il doit être cherché dans les viscères du bas-ventre, et spécialement dans le système nerveux de cette cavité. Un des auteurs les plus modernes[1] enseigne, 1.° que ce siége est dans les organes de la digestion et dans le plexus solaire qui leur fournit des nerfs; 2.° que le principe qui irrite ceux-ci, après s'y être accumulé, est transmis au système sanguin; 3.° qu'il y excite un mouvement fébrile qui dure tant que ce principe n'est pas épuisé. A cette opinion se rattache la théorie de MM. Roche et Sanson[2], d'après laquelle un principe miasmatique, introduit dans le sang, impressionne les centres nerveux et les principaux organes, et spécialement les voies digestives. Un autre auteur allemand[3] fait consister la fièvre intermittente dans une affection particulière des ganglions abdominaux. Un troisième[4] la considère comme une névrose pure, ayant son siége soit dans le système ganglionaire, soit dans les expansions et les terminaisons périphériques du système cérébro-spinal. Enfin, dans son intéressant travail, M. Gabriel Tourdes[5], en analysant les théories établies sur cette maladie, a fait ressortir avec avantage les raisons qui militent en faveur de celle qui reconnaît le système nerveux abdominal comme siége de la fièvre intermittente.

---

1 Conradi, *Specielle Pathologie und Therapie*, t. 1, §. 135.

2 Nouveaux élémens de pathologie médicale et chirurgicale. Paris, 1833; t. 5, p. 714.

3 Sachs, *Ueber das Wesen der Wechselfieber*. Hufeland's *Journal der praktischen Arzneikunde*; *St.* 5 *u.* 7, 1831.

4 Schoenlein, *Allgemeine und specielle Patholog. und Therap.*; *Bd.* 4, *S.* 4.

5 Essai sur la fièvre pernicieuse. Strasbourg, 1832.

D'un autre côté, les recherches anatomiques ont appris que l'organe le plus fréquemment malade est la rate : c'est ce qu'ont constaté PORTAL, HAMILTON, AUDOUARD, BAILLY; c'est ce qui a été vérifié dans l'épidémie de Grœningue en 1826, où sur cent trente cadavres on a trouvé cent dix fois la rate ramollie, diffluente, son parenchyme transformé en un liquide puriforme, sa tunique propre épaissie et couverte de fausses membranes; c'est enfin ce qui a été confirmé par MM. LOUIS[1] et PIORRY[2] : le premier, sur cent neuf cas, a presque toujours rencontré ce viscère malade; le second, sur vingt-sept cas de fièvre intermittente, a trouvé la rate hypertrophiée vingt-deux fois et une fois malade sans hypertrophie.

Après la rate c'est le foie qui est le plus souvent attaqué. Presque toujours tuméfié, d'autres fois au contraire rapetissé ou changé dans sa texture, il produit à son tour d'autres maladies, et nommément l'ascite et l'anasarque. Il n'y a guère de médecins qui n'aient observé dans le cours de leur pratique ce viscère engorgé dans des fièvres intermittentes négligées ou mal traitées.

Je n'ignore pas que d'autres changemens organiques ont été rencontrés à l'ouverture des cadavres; tels sont, par exemple, l'injection de la muqueuse gastro-intestinale, l'engorgement du poumon, la distension par du sang noir des cavités du cœur et des grosses veines, l'infiltration séreuse ou séro-sanguinolente des méninges, l'épanchement dans les ventricules du cerveau, la dila-

---

1 Conférences à l'hôpital de la Pitié. Lancette française; t. 3, n.° 41.

2 Mémoire sur l'état de la rate dans les fièvres intermittentes. Paris, 1833.

tation des veines de cet organe, etc. Mais ces changemens ne se montrent que dans certaines circonstances, et sont loin d'être aussi constans que les altérations de la rate et du foie.

Quant à ces altérations en elles-mêmes, à quoi peut-on les attribuer? Quelle en est la cause prochaine?

Si mes conjectures ne me trompent, cette cause réside dans la lésion des nerfs dont ces viscères sont pourvus, puisque ces nerfs président à la fois à la circulation, à l'exhalation, à l'absorption, à la sécrétion et à la nutrition. Dès-lors on peut avancer avec une grande probabilité que le siége de la fièvre intermittente est dans les plexus splénique et hépatique, bien qu'on ne découvre aucune trace de lésion matérielle dans les filets qui les composent : ce qui prouve qu'ils sont affectés seulement dans leurs propriétés vitales et leurs fonctions, et nullement dans leur structure.

C'est donc sur ces plexus que les causes déterminantes de la fièvre (l'air des marais, les saburres, l'intempérance et les écarts de régime, les purgatifs administrés abusivement, les passions, etc.) me paraissent agir préférablement. Une fois excités, ils influencent les organes auxquels ils appartiennent, et en dérangent plus ou moins les fonctions. Cette influence est permanente, ainsi que le désordre fonctionnel qui en résulte ; mais ce dernier n'est pas constamment perçu, soit parce que, trop faible, il se borne à un simple mal-aise, à quelque trouble dans le travail de la digestion, soit parce qu'il est limité à la région où il a pris naissance ; seulement de temps en temps il fait dans le domaine du système nerveux cérébro-rachidien des irruptions régulières et périodiques, séparées par des intermissions parfaites.

Il résulte de ceci que la question de l'intermittence se réduit à savoir : quelle est la cause qui transporte dans la sphère nerveuse de la vie de relation, l'*intempérie* des plexus hépato-spléniques (c'est ainsi que je nomme leur affection dynamique), et pourquoi ce transport a lieu à des époques fixes ?

Je vais essayer de répondre à ces questions.

En adoptant l'ingénieuse idée de JOHNSTON et de REIL sur les fonctions et les usages des ganglions [1], ces derniers, placés entre les nerfs cérébro-rachidiens et le nerf grand sympathique, sont tantôt isolans et tantôt conducteurs des impressions reçues par l'un ou l'autre de ces deux systèmes, dont ils forment la limite : ce sont autant de barrières élevées entre les mouvemens de la volition et ceux des sensations. Sans eux (je l'ai déjà dit plus haut, §. 23) il serait en notre pouvoir de commander au cœur et aux organes de la digestion ; sans eux le centre commun des sensations serait à chaque instant averti des moindres changemens survenus dans les viscères abdominaux. Cette barrière néanmoins n'est pas insurmontable ; elle cède à une force supérieure à sa résistance : c'est ainsi qu'une forte impulsion, partie du cerveau ou de la moelle de l'épine, parvient à la renverser, comme le prouvent l'épilepsie, le tétanos, etc., maladies qui finissent par affecter les organes du bas-ventre. Réciproquement, une lésion primitive de ces derniers la surmonte et déborde dans la sphère nerveuse de la vie de relation, comme on l'observe dans l'hypocondrie. Remarquons cependant que la force qui

---

1 LOBSTEIN, *De nervi sympathet. human. fabrica usu et morb.*; §§. 95 — 99.

agit par voie rétrograde du système ganglionaire vers le système cérébro-rachidien, est moins énergique que celle qui agit en sens contraire, et que, s'exerçant plus lentement, il lui faut plus de temps pour changer les ganglions en conducteurs des impressions recueillies dans les viscères gastriques. Ceci n'est pas une simple conjecture. En effet, les expériences de M. BRACHET[1] prouvent que les ganglions irrités une première fois ne transmettent au sensorium aucune impression, mais que ces irritations répétées déterminent des sensations. Il faut donc un certain intervalle pour préparer les ganglions à répondre aux stimulans et à transmettre l'irritation. Or, c'est pendant cet intervalle que leur résistance, peu à peu affaiblie, se laisse enfin surmonter; et c'est alors que commence l'accès fébrile.

Il suit de là qu'on peut considérer l'ensemble des ganglions qui séparent le domaine de la vie de relation de celui de la vie organique, comme une porte qui s'ouvre et se referme alternativement : pour la fièvre quotidienne, une fois dans les vingt-quatre heures; pour la fièvre tierce, après quarante-huit heures, et pour la fièvre quarte, après soixante-douze heures.

Cette porte (s'il m'est permis de continuer à me servir de cette comparaison) semble s'ouvrir au moment où l'affection des plexus hépato-spléniques, après avoir assiégé les ganglions thorachiques du nerf grand sympathique, les force à livrer passage. Ce moment est caractérisé par des pandiculations et une horripilation senties dans l'épine du dos, précisément aux endroits où sont

---

1 Recherches expérimentales sur les fonctions du système ganglionaire; exp. 133, p. 309.

placées les deux séries de ganglions. Le froid et le tremblement général qui succèdent à ces symptômes indiquent que l'affection est transmise aux nerfs rachidiens par les filets de communication qu'ils reçoivent de ces mêmes ganglions.

La maladie une fois introduite dans le système rachidien, la lutte s'engage dans ce dernier système; une réaction a lieu, et dans les cas ordinaires elle se termine par des évacuations critiques, des sueurs ou des urines sédimenteuses.

Suivant cette manière de voir, le foyer de la fièvre, le point de départ de l'accès est dans les plexus hépato-spléniques; mais la lutte est ailleurs. Voilà pourquoi, à part les engorgemens et autres altérations de la rate et du foie, souvent on ne trouve rien d'irrégulier dans l'abdomen, mais bien dans la tête et dans la poitrine.

Lorsque la fièvre intermittente se change en fièvre continue, ce qui arrive fréquemment, les ganglions sont tellement vaincus, que la communication reste constamment ouverte. Lorsqu'au contraire la fièvre cesse brusquement, et se change en un engorgement du foie ou de la rate, cette communication est fermée, et les plexus semblent pour ainsi dire travailler à loisir à produire cette altération organique. Le moyen le plus sûr de remédier à cette dernière, consiste à rétablir la communication, en d'autres termes, à rappeler la fièvre intermittente.

Une des raisons qui me font conjecturer que le siége de la fièvre intermittente est préférablement dans les plexus hépatique et splénique, c'est que de tous les plexus fournis par le nerf grand sympathique, ceux que je viens de nommer sont les mieux isolés par l'interposition des ganglions. Je sais bien qu'ils reçoivent quelques filets de la paire vague; mais combien ces filets sont insignifians, quand on les compare au faisceau que cette même paire envoie au plexus mésentérique supérieur. Quant au plexus stomachique, il provient en grande partie des deux nerfs pneumo-gastriques, et ne renferme aucun ganglion qui intercepte la communication entre l'estomac et le cerveau. De là vient sans doute que les lésions de ce plexus, et de l'estomac qui en reçoit les filets, occasionnent dans la sphère nerveuse de la vie de relation des symptômes permanens, des fièvres continues plutôt que des fièvres intermittentes; aussi les fièvres gastriques revêtent-elles préférablement cette première forme. On peut dire en général, que plus le cerveau est sympathiquement affecté dans les fièvres, plus leur siége est dans des organes dont les nerfs sont dépourvus de ganglions.

De tous les appareils contenus dans la cavité abdominale, le plus isolé de la sphère cérébrale est l'appareil urinaire, puisqu'aucun filet émané de l'encéphale ne se mêle au plexus rénal. Aussi n'est-il pas rare que des lésions de cet appareil déterminent des fièvres intermittentes qu'on pourrait appeler *rénales*[1]. Si on n'observe pas ces dernières aussi souvent que les fièvres hépato-spléniques, cela ne proviendrait-il pas de ce que l'appareil urinaire est peu accessible aux causes éloignées qui produisent les fièvres intermittentes en général?

Les ganglions sur lesquels est immédiatement trans-

---

1 PETIT, Mémoire sur la rétention d'urine par le rétrécissement du canal de l'urèthre; 1828.

mise l'impression née dans les organes malades, au lieu de la laisser passer dans la sphère nerveuse animale, peuvent la renvoyer à d'autres ganglions, avec lesquels ils sont en sympathie, soit habituelle, soit momentanée. C'est ainsi que je puis m'expliquer les fièvres dites *larvées*, c'est-à-dire ces accès de douleurs ou d'autres phénomènes morbides dans certaines parties, et qui n'ont de commun avec une fièvre intermittente que la périodicité. Ainsi, par exemple, un des ganglions semi-lunaires sur lequel vient aboutir la lésion d'un plexus splénique ou hépatique, au lieu de laisser passer aux ganglions thorachiques du grand sympathique l'impression qu'il a reçue, la transmettra tantôt au premier ganglion cervical du nerf grand sympathique, ce qui occasionnera soit une ophthalmie, soit une otalgie, soit une migraine périodique, ou bien au ganglion du nerf trijumeau, ce qui fera naître soit une douleur sus-orbitaire, soit une odontalgie intermittente.

La théorie que je présente me semble encore fortifiée par un fait de pathologie comparée.

Je veux parler de la rareté, ou, pour mieux dire, de la non-existence de la fièvre intermittente chez les quadrupèdes[1]; leur système nerveux ganglionaire étant très-peu développé, c'est le nerf pneumo-gastrique qui le remplace. Il résulte de là que les fièvres continues prédominent chez ces animaux.

Insistons un instant encore sur le rôle que je crois devoir attribuer aux ganglions dans la pathogénie de

---

1 BAILLY (de Blois), Traité anatomique et pathologique sur les fièvres intermittentes simples et pernicieuses; Paris, 1815. VEITH, *Handb. der Veterinärkunde; Wien, 2te Aufl., S.* 199. SCHOENLEIN, *Allg. und spec. Path. und Therap.; Bd.* 4, *S.* 9.

la fièvre intermittente. J'ai cru pouvoir les comparer à des espèces de barrières placées aux limites des deux systèmes nerveux. Cette comparaison ne tendrait-elle pas à les faire envisager comme des instrumens passifs? Telle n'est point l'idée que je m'en suis formée. Je considère, au contraire, les ganglions comme doués d'une sorte de spontanéité, comme capables également de résistance et d'action. Ce sont pour moi comme autant de petits foyers de petits cerveaux où la matière nerveuse est élaborée, et d'où elle s'échappe, soit par impulsion, soit par émanation lente. Comme le cerveau proprement dit, les ganglions sont soumis à la loi de la périodicité qui régit tout le système nerveux; ils ont, comme lui, des alternatives d'activité et de repos, de sommeil et de veille. Peut-être trouverait-on la raison plausible des divers types de la fièvre périodique dans l'intermittence d'action de ces petits cerveaux et dans l'énergie plus ou moins soutenue qu'ils opposent à l'impression plus ou moins forte de la cause morbide sur les viscères abdominaux; peut-être même la théorie que je viens d'esquisser expliquerait-elle d'une manière assez satisfaisante certaines anomalies qu'on observe dans la même maladie, par exemple l'absence du froid au début de l'accès, son extrême intensité dans d'autres cas, etc. Mais je me hâte de terminer ces considérations, déjà trop étendues, en disant un mot de l'action du quinquina.

Beaucoup de remèdes ont, comme on le sait, une action toute spéciale sur certains systèmes, certains appareils et même certains organes de l'économie animale. C'est ainsi que le mercure agit sur les glandes salivaires, l'iode sur la glande thyroïde, le soufre sur l'organe cutané, les cantharides sur le système urinaire, le camphre sur le même système, mais dans un autre sens; le baume de copahu sur le canal de l'urèthre, la digitale pourprée sur le cœur, le seigle ergoté sur la matrice, le fer sur la rate, l'opium et les narcotiques sur le système nerveux, la belladone sur la rétine, etc.

Or, le quinquina, si efficace dans les maladies périodiques, n'aurait-il pas aussi un appareil pour lequel il aurait une sorte de prédilection? Je suis porté à le penser; et, si je ne m'abuse, cet appareil est le système nerveux ganglionaire. Je suis tenté de regarder le quinquina comme le *médicament des ganglions*, de lui attribuer le pouvoir d'en régulariser l'action, et de la ramener à son état normal. N'est-ce pas lui qui, les rendant capables de résister aux irritations des plexus abdominaux, détruit leur exaltation morbide et périodique, et guérit ainsi la fièvre intermittente; maladie qui sans la coopération des ganglions n'existerait point, ou du moins se bornerait à un simple désordre fonctionnel du foie et de la rate?

Plus donc une maladie intéresse les ganglions nerveux, plus, selon moi, le quinquina doit être efficace. S'il l'est peu dans les fièvres continues gastriques, ataxiques, adynamiques, c'est que le siége de ces maladies est dans d'autres centres nerveux. Il en est de même dans l'asthme périodique, dans l'angine de poitrine, dans les spasmes, en un mot, qui occupent les organes de la vie de relation. Il n'y peut être utile que dans les cas où ces spasmes ont leur point de départ dans les ganglions abdominaux : c'est ce qui explique encore ses succès dans cette espèce d'épilepsie appelée par RICHTER *abdominale*.

En résumant les considérations dans lesquelles je viens d'entrer sur la fièvre intermittente, je pense, 1.° que cette maladie a ses racines dans les plexus nerveux de la rate et du foie; 2.° qu'elle est originairement une névrose; 3.° que cette névrose envahit les ganglions du nerf grand sympathique; 4.° qu'à la faveur de ces ganglions elle entre dans le domaine du système nerveux cérébro-rachidien; 5.° que sa présence dans ce système, annoncée par un froid plus ou moins intense, détermine cette réaction générale appelée *fièvre;* 6.° que son passage périodique à travers les ganglions explique le retour régulier des accès de la maladie; 7.° enfin, que la fièvre intermittente peut être désignée sous le nom d'*angiose ganglionaire périodique.*

FIN.

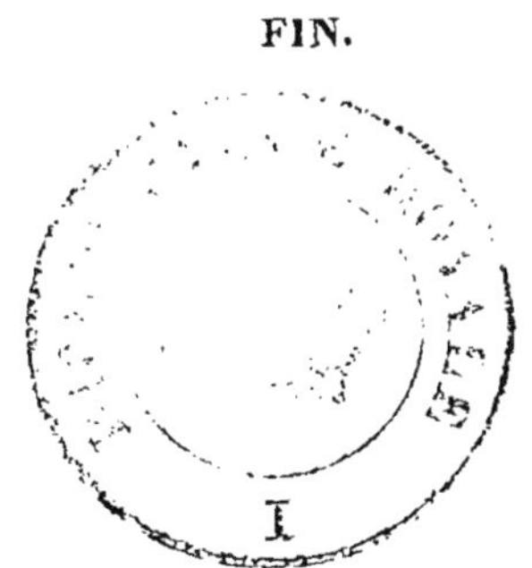

www.ingramcontent.com/pod-product-compliance
Ingram Content Group UK Ltd.
Pitfield, Milton Keynes, MK11 3LW, UK
UKHW020214200726
13856UKWH00004B/1390

9 782012 39669